Garima Mishra

Situação atual das hormonas de crescimento de ação prolongada comercializadas e em desenvolvimento

Garima Mishra

Situação atual das hormonas de crescimento de ação prolongada comercializadas e em desenvolvimento

ScienciaScripts

Imprint

Cover image: www.ingimage.com

This book is a translation from the original published under ISBN 978-613-3-99446-1.

Publisher:
Sciencia Scripts
is a trademark of
Dodo Books Indian Ocean Ltd. and OmniScriptum S.R.L publishing group

120 High Road, East Finchley, London, N2 9ED, United Kingdom
Str. Armeneasca 28/1, office 1, Chisinau MD-2012, Republic of Moldova, Europe
Printed at: see last page
ISBN: 978-620-8-07953-6

ÍNDICE DE CONTEÚDOS

LISTA DE ABREVIATURAS

ACTH: Adrenocorticotrophic hormone

AGHD: Adult Growth Hormone Deficiency

AIDS: Acquired Immunodeficiency Syndrome

AUC: Area Under the Curve

Ca^{2+}: Calcium ion

cAMP: Cyclic Adenosine Monophosphate

CAGR: Compound Annual Growth Rate

CT: Computed Tomography

DHEA: Dehydro-epiandrosterone

DNA: Deoxyribonucleic Acid

FDA: Food and Drug Administration

FSH: Follicular Stimulating Hormone

GH: Growth Hormones

GHBP: Growth Hormone Binding Protein

GHD: Growth Hormone Deficiency

GH-RIH: Growth Hormone Release Inhibiting Hormone

GHRH: Growth Hormone Releasing Hormone

GPCRs: G Protein Coupled Receptors

HGH: Human Growth Hormone

HAS: Human Serum Albumin

IGF: Insulin like Growth Factors

i.v.: Intravenous

JAK-STAT: Janus kinase/signal transducers

K^{+}: Potassium ions

kDa: Kilodalton

LAGH: Long Acting Growth Hormone

LDL:	Low Density Lipoprotein
LH:	Luteinising Hormone
MRI:	Magnetic Resonance Imaging
MSH:	Melanocyte Stimulating Hormones
MW:	Molecular Weight
PGHD:	Paediatric Growth Hormone Deficiency
PK/PD:	Pharmacokinetic/Pharmacodynamic
PRL:	Prolactin
RH:	Releasing Hormones
rhGH:	Recombinant Human Growth Hormone
RIH:	Release Inhibiting Hormones
s.c.:	Subcutaneous
TSH:	Thyroid Stimulating Hormone
US:	United States

I. RESUMO

O tratamento com hormonas de crescimento tem sido uma terapia estabelecida para a deficiência de hormonas de crescimento em crianças e adultos. Verifica-se que as preparações de hormona de crescimento aumentam a altura, a densidade óssea e a composição corporal do corpo. A hormona de crescimento humana (somatotropina) é segregada pela glândula pituitária anterior e já não é utilizada devido à sua semi-vida muito curta de 25 minutos. Em vez de preparações de hormonas de crescimento de ação curta, utilizam-se atualmente preparações de hormonas de crescimento de ação prolongada (LAGH). Algumas das formulações comercializadas de LAGH são Norditropin, Humatrope, etc. Estas preparações também têm algumas necessidades médicas não satisfeitas, como uma semi-vida plasmática curta, injecções subcutâneas e intramusculares diárias, etc. Para ultrapassar estes problemas, estão a ser desenvolvidas muitas novas preparações de LAGH. Algumas das LAGH em desenvolvimento são a VRS-317, a ACP-001, etc. Muitos deles concluíram os seus estudos de Fase 1 e Fase 2. Por exemplo, o MOD-4023, um medicamento desenvolvido pela OPKO health, completou o seu ensaio de fase 2 em crianças. Destes medicamentos em desenvolvimento, alguns apresentam caraterísticas muito prometedoras e são potenciais candidatos ao mercado da LAGH, como o VRS-317. Esta molécula tem um esquema de dosagem de uma vez por mês com muito poucos efeitos secundários. Atualmente, está a ser submetida a ensaios clínicos de fase 3 em crianças.

Palavras-chave: Ensaios clínicos, hormona de crescimento de ação prolongada, semi-vida plasmática, somatotropina e estudo de fase 1.

II. INTRODUÇÃO

A hipófise anterior (adeno-hipófise), a principal glândula endócrina, elabora uma série de importantes hormonas reguladoras. Todas elas são de natureza peptídica e actuam em receptores extracelulares localizados nas suas células-alvo. Atualmente, existem sete conjuntos de hormonas libertadoras (RH) ou hormonas inibidoras da libertação (RIH; algumas designadas por factores) que têm origem no hipotálamo e regulam as secreções da hipófise anterior. São transportadas através do sistema portal hipotálamo-hipofisário e são sujeitas a inibição por retroação pelas hormonas das suas glândulas alvo[1] .

Cada hormona da pituitária anterior é produzida por um grupo separado de células (Figura 1), que, de acordo com as suas caraterísticas de coloração, são acidófilas ou basófilas. Os acidófilos são somatotropos (hormonas do crescimento, por exemplo, GH) ou lactotropos (prolactina, por exemplo, PRL). Os basófilos são gonadótropos (hormona folículo-estimulante - FSH; e hormona luteinizante - LH); tireótropos (hormona estimulante da tiroide - TSH); e lipótropos corticotróficos (hormona adrenocorticotrófica - ACTH). Estas últimas, para além da ACTH, produzem também duas hormonas estimulantes dos melanócitos (MSH) e duas lipotropinas, mas estas não são provavelmente importantes no homem[2] .

Algumas hormonas da pituitária anterior actuam diretamente nos órgãos-alvo. Estas incluem a GH e a PRL. Outras regulam a função de glândulas endócrinas relacionadas, como a TSH, que controla as secreções da glândula tiroide; a ACTH, que influencia as funções do córtex suprarrenal, e as gonadotrofinas (FSH e LH), que controlam as funções das gónadas. [3]

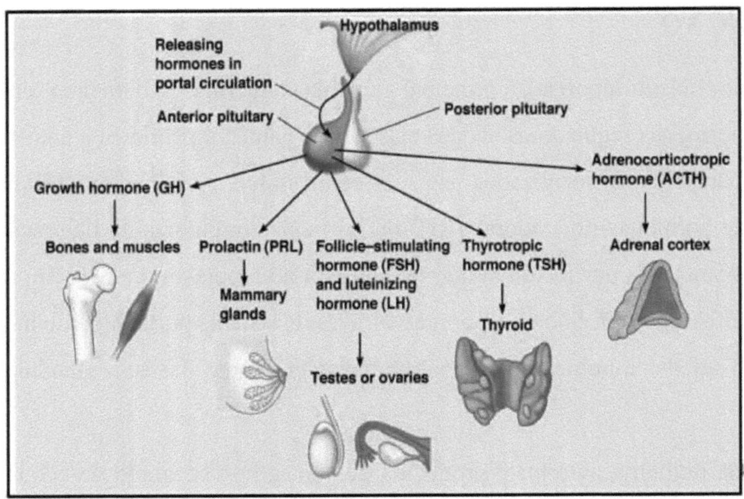

Figura 1: Hormonas da pituitária anterior

A secreção da hormona do crescimento é regulada pela ação da hormona libertadora da hormona do crescimento (GHRH) libertada pelo hipotálamo. Se for administrada por via intravenosa (i.v.), subcutânea (s.c.) ou intranasal, a GHRH provoca a secreção de GH instantaneamente a partir dos somatotróficos, sendo as concentrações máximas atingidas numa hora. No entanto, as potências relativas por estas três vias são de 300:10:1, respetivamente. [4] Apenas a GH humana exerce atividade metabólica no homem, e só após o seu isolamento de glândulas pituitárias de cadáveres humanos por Raben e a sua subsequente purificação no final dos anos cinquenta é que a utilização clínica da hormona se tornou possível. [5]

III. HORMÓNIO DE CRESCIMENTO

A hormona do crescimento é uma hormona peptídica produzida pela pituitária anterior. Trata-se de um péptido de cadeia simples de 191 aminoácidos, com uma massa molecular de 22000. A secreção de GH é elevada no recém-nascido até aos 4 anos de idade. Mantém-se a um nível intermédio até depois da puberdade (25 anos de idade) e, depois, diminui com o envelhecimento. As mulheres têm um nível mais elevado de GH basal e mais impulsos do que os homens. A GH é segregada em impulsos, a maioria dos quais ocorre durante o sono; no entanto, o tamanho e o número de impulsos são influenciados por vários factores, incluindo a idade, o sexo, as doenças agudas e crónicas, o stress e a nutrição[6] .

A GH promove o crescimento dos ossos e de todos os outros órgãos, induzindo a hiperplasia. Em geral, há um aumento proporcional no tamanho e na massa de todas as partes, mas na ausência de gonadotrofinas, a maturação sexual não ocorre. O crescimento do cérebro e dos olhos é independente da GH. Promove a retenção de azoto, cálcio e outros constituintes dos tecidos, pelo que se forma mais protoplasma. O balanço positivo de azoto resulta do aumento da absorção de aminoácidos pelos tecidos e da sua síntese em proteínas. A GH promove a utilização da gordura e poupa os hidratos de carbono: a absorção de glucose pelos músculos é reduzida enquanto a sua produção pelo fígado é aumentada; a gordura é decomposta. Os efeitos anabólicos e de promoção do crescimento da GH são indirectos e são mediados pela ativação de factores de crescimento semelhantes à insulina tipo 1 (IGF-1), predominantemente nas epífises abertas dos ossos longos - provocando assim o crescimento ósseo (Figura 2). Este fator de crescimento também é designado por somatomedinas (que incluem IGF-1 e IGF-2)[7] .

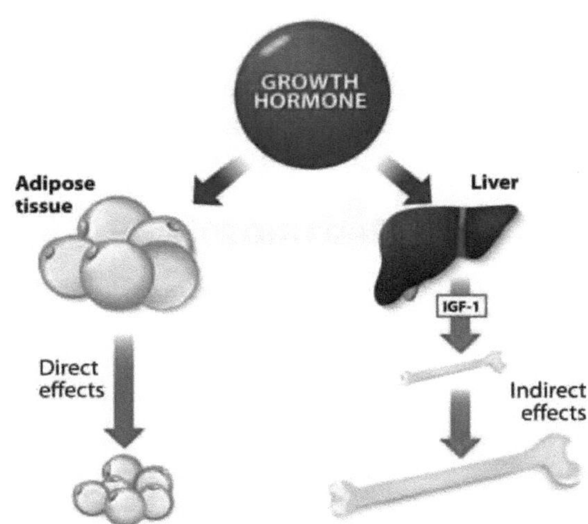

Figura 2: Efeitos fisiológicos das hormonas de crescimento

As consequências metabólicas de uma dose farmacológica de GH são um efeito inicial semelhante ao da insulina, seguido de um efeito antagónico ao da insulina, ou seja, uma diminuição da captação de glicose nos tecidos e um aumento da libertação de glicose do fígado, ou seja, efeitos diabetogénicos. Há também um aumento da mobilização de ácidos gordos livres dos tecidos adiposos (lipólise), predispondo assim à formação de corpos cetónicos, especialmente nos diabéticos[8] . O IGF-1 (que é libertado do fígado em resposta à GH) também tem efeitos inibitórios na libertação de GH da pituitária anterior e um feedback positivo na libertação de GH-RIH do hipotálamo[6] .

III.1 Mecanismo de ação

A sinalização intracelular da GH é mediada pelo recetor de GH, um recetor de citocinas de tipo 1, um recetor transmembranar único que se encontra na maioria das células do corpo. A GH actua nos receptores da proteína quinase de ligação à superfície celular Janus kinase/transdutores de sinal e activadores da transcrição (JAK-STAT) que estão presentes em praticamente todas as células. O domínio extracelular de ligação da GH do recetor também se encontra na circulação, onde actua como uma proteína de ligação da GH (GHBP) [6]

A molécula de GH tem dois locais de ligação ao recetor que se ligam a um dímero de recetor pré-formado. A ligação de uma molécula de GH ao domínio extracelular de um dímero de recetor de GH resulta na formação de um complexo ternário que sofre uma alteração conformacional e ativa o domínio intracelular para se associar à tirosina-proteína quinase JAK-STAT citoplasmática, resultando em efeitos metabólicos, bem como na regulação da expressão genética (Figura 3). Esta alteração da conformação do recetor desencadeia a sinalização intracelular e a internalização do recetor[9] .

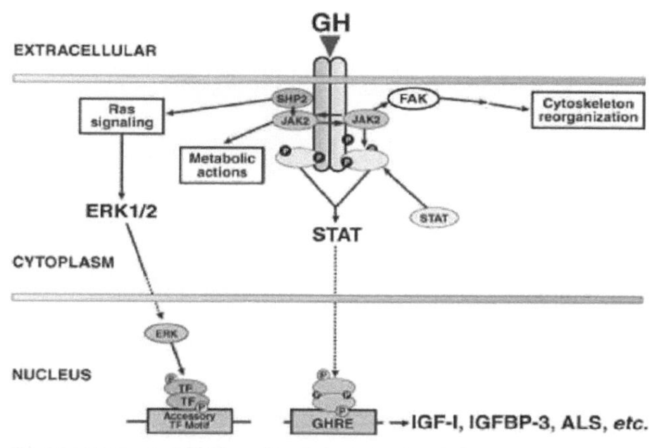

Figura 3: Mecanismo de ação

III.2 Regulação da secreção

O hipotálamo produz as hormonas libertadoras de GH (GHRH) e as hormonas inibidoras da libertação (somatostatina) (GHRIH). Ambas são péptidos. A somatostatina também é produzida pelas células D das ilhotas de langerhans no pâncreas e por alguns outros tecidos. Os receptores da GHRH e da somatostatina são receptores acoplados à proteína G (GPCR) que aumentam ou inibem a secreção de GH através do aumento ou da diminuição da formação de monofosfato de adenosina cíclico (AMPc), respetivamente, nos somatotropos hipofisários. Também se demonstrou que a somatostatina inibe os canais de Ca^{2+} e abre os canais de K^{+} . Os estímulos que provocam a libertação de GH são o jejum, a hipoglicemia, o exercício, o stress e a infusão i.v. de arginina.

A secreção de GH é inibida pelo aumento dos níveis plasmáticos de ácidos gordos livres e por doses elevadas de glucocorticóides. Os agentes dopaminérgicos causam um breve aumento na libertação de GH em indivíduos normais mas, paradoxalmente, deprimem-na em acromegálicos. O IGF-1 causa inibição por feedback da secreção de GH (Figura 4). Também foi descrita a inibição da secreção de GH por feedback de curto prazo pelo próprio GH[10] .

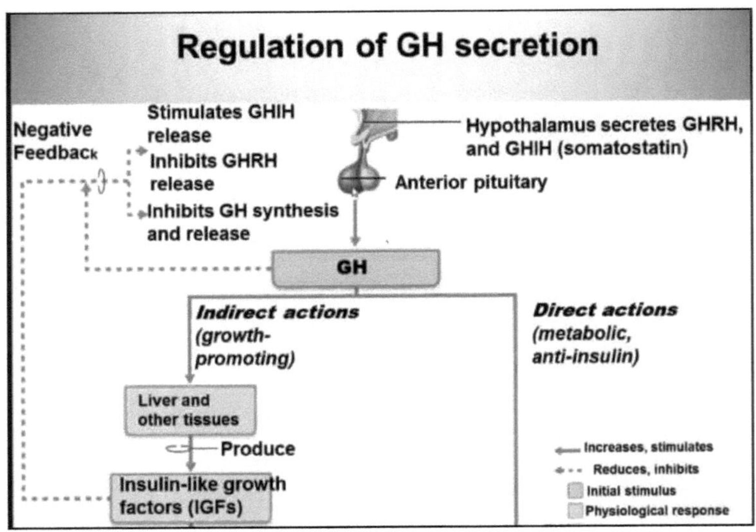

Figura 4: Regulação da secreção da hormona do crescimento

111.3 Envolvimentos patológicos

O excesso de produção de GH é responsável pelo gigantismo na infância e pela acromegalia nos adultos. A hipossecreção de GH em crianças resulta em nanismo hipofisário. A deficiência de GH no adulto é rara, mas quando ocorre, resulta em baixa massa muscular e óssea, letargia, diminuição da capacidade de trabalho, hiperlipidemia e aumento do risco cardiovascular[11] (Figura 5).

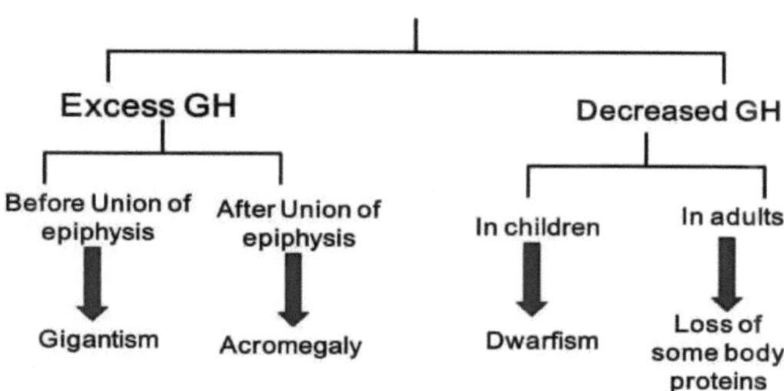

Figura 5: Distúrbios da hormona do crescimento

111.4 Preparações e utilização

A principal indicação para a GH é o nanismo hipofisário - 0,03-0,06 mg/kg diariamente à noite ou em dias alternados, até à idade de 20 anos ou mais. A GH humana produzida pela técnica do ADN recombinante (rhGH) somatropina (191AA) está disponível para uso clínico (Figura 6). A somatropina faz com que o IGF-1 apareça no plasma após um atraso de várias horas. O IGF-1 permanece então detetável até 48 horas. O diagnóstico precoce e a instituição da terapêutica com GH restauram a estatura para valores próximos do normal. A rhGH também pode ser utilizada na síndrome de Turner (doença genética rara em que uma mulher não tem o par habitual de dois cromossomas X) e em crianças com insuficiência renal. A somatropina foi experimentada em crianças com baixa estatura constitucional (apenas se as epífises estiverem abertas) com resultados encorajadores. Os interesses comerciais estão a promovê-la para acelerar o crescimento em crianças sem deficiência de GH, mas foram levantadas objecções médicas, éticas, de custo-benefício e sociais[12] .

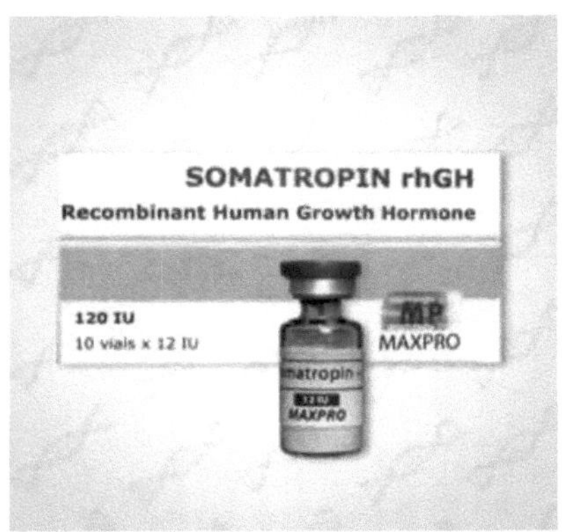

Figura 6: Preparação da hormona de crescimento

Em doentes adultos com deficiência de GH, a rHGH 150-300 mgg/dia s.c., ajustada posteriormente de acordo com a resposta, aumenta a massa corporal magra, diminui a gordura corporal, melhora a energia e a mentalização e pode reduzir o excesso de morbilidade e mortalidade, mas a estatura não é afetada. Os benefícios da terapia com rHGH em adultos com deficiência de GH são agora bem reconhecidos. A disponibilidade ilimitada de GH recombinante proporcionou a oportunidade de a testar em estados catabólicos como queimaduras graves, doentes acamados, insuficiência renal crónica, osteoporose, etc. Está agora aprovada para a perda de peso relacionada com a SIDA: é necessária uma dose mais elevada (0,05-0,1 mg/kg/dia)[13] .

No entanto, não deve ser administrada a doentes em pós-operatório, traumatizados, com cancro e outros doentes críticos. A somatropina está também a ser promovida para o envelhecimento, mas os seus benefícios são incertos. O seu abuso por parte dos atletas é proibido e é uma das drogas incluídas nos "testes de dopagem"[14] .

111.5 Efeitos adversos

A somatropina tem baixa imunogenicidade; as reacções alérgicas ou a resistência ao tratamento não constituem um problema. Os efeitos adversos possíveis são dor no local da injeção, lipodistrofia, intolerância à glicose, hipotiroidismo (devido ao desmascaramento da deficiência de TSH), retenção de sal e água, rigidez das mãos, mialgia e dor de cabeça. O aumento da tensão intracraniana ocorre em poucos casos[15]

Os doentes com deficiência de hormona do crescimento (GHD) caracterizam-se por um défice de volume extracelular. Quando se inicia o tratamento com somatropina, este défice é rapidamente corrigido. Em doentes adultos, são frequentes os efeitos adversos relacionados com a retenção de líquidos, tais como edema periférico, rigidez músculo-esquelética, artralgia, mialgia e parestesia. Em geral, estes efeitos adversos são ligeiros a moderados, surgem nos primeiros meses de tratamento e desaparecem espontaneamente ou com a redução da dose. A incidência destes efeitos adversos está relacionada com a dose administrada, a idade dos doentes e, possivelmente, inversamente relacionada com a idade dos doentes no início da GHD. Nas crianças, estes efeitos adversos são pouco frequentes. [16]

111.6 DEFICIÊNCIA DA HORMONA DO CRESCIMENTO:

A deficiência de hormona do crescimento significa que a glândula pituitária não produz hormona do crescimento em quantidade suficiente (Figura 7). A GHD só foi reconhecida após a descoberta da GH em 1921; no entanto, esta forma de nanismo proporcional já tinha sido descrita muito antes. Na década de 1950, descobriu-se que a GH isolada das pituitárias de humanos e macacos antropóides estimulava o crescimento em crianças com DHG - ao contrário da insulina - a GH bovina ou suína não tinha atividade em humanos ou outros primatas. O primeiro relato de terapia com GH para GHD foi em 1958. De 1958 a 1985, um fornecimento limitado deste GH hipofisário derivado de cadáveres foi utilizado para tratar cerca de 8.000 crianças que tinham DHG nos EUA. A preparação estava sempre em falta, resultando numa dosagem inferior à ideal e em frequentes interrupções do tratamento. [17]

Para racionar a GH cadavérica, o diagnóstico de DHG exigia que o pico de resposta de GH dos doentes a estímulos provocadores não excedesse uma determinada concentração sérica. Este limite aumentou gradualmente juntamente com o fornecimento de GH cadavérico, começando com 5 ng/mL, depois 7 ng/mL e finalmente 10 ng/mL no início dos anos 1980. Em 1985, esta preparação foi associada a um risco de doença de Creutzfeldt-Jacob, e a sua utilização foi descontinuada. A partir de 1979, a GH foi produzida em grandes quantidades através da expressão do gene da GH humana em Escherichia coli. [18]

A GH humana recombinante (rhGH) foi aprovada pela Food and Drug Administration (FDA) dos EUA em 1985, resolvendo assim o problema do fornecimento de GH, mas substituindo-o pelo encargo económico de um tratamento muito dispendioso. [19]

A incidência em adultos com início de DHG foi descrita como afectando 1 por 100.000 pessoas por ano, com uma prevalência estimada de 350/milhão[20] , enquanto a incidência em crianças foi estimada em cerca de 1 em 4000[21] . A etiologia mais comum da DHG de início na infância é a DHG idiopática, enquanto as causas mais comuns da DHG de início no adulto são os adenomas da hipófise ou outras massas hipotalâmicas[22] .

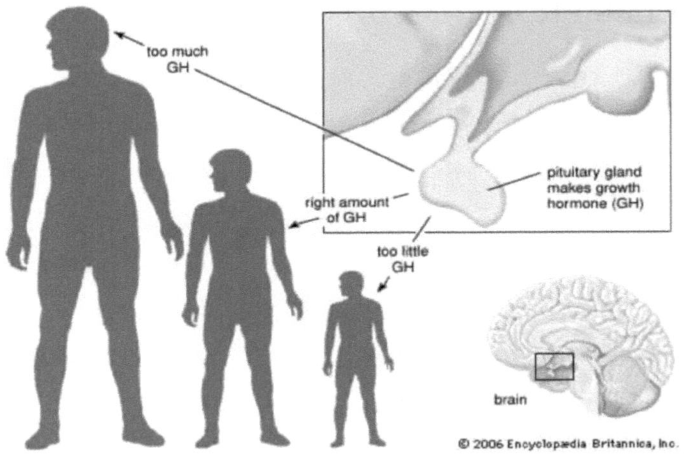

Figura 7: Secreção anormal da hormona do crescimento

IV. DEFICIÊNCIA DA HORMONA DO CRESCIMENTO:

IV.1. DHG em crianças:

Causas

A glândula pituitária está localizada na base do cérebro. Esta glândula controla o equilíbrio das hormonas do corpo. Também produz GH. Esta hormona faz com que a criança cresça. A DHG pode estar presente à nascença ou pode ser o resultado de uma condição médica. Uma lesão cerebral grave também pode causar a DHG. As crianças com defeitos físicos da face e do crânio, como lábio leporino ou fenda palatina, podem ter um nível de GH diminuído. Na maioria das vezes, a causa da DHG é desconhecida [23].

Sintomas

A baixa estatura é um sintoma fundamental nas crianças com DHG. O crescimento lento pode ser notado pela primeira vez na infância e continuar durante a infância. O pediatra desenhará frequentemente a curva de crescimento da criança num gráfico de crescimento. As crianças com DHG têm uma taxa de crescimento lenta ou plana. O crescimento lento pode não se manifestar até a criança ter 2 ou 3 anos de idade. A criança será muito mais baixa do que a maioria das crianças da mesma idade e género. A criança continua a ter proporções corporais normais, mas pode ser mais rechonchuda. O rosto da criança parece frequentemente mais jovem do que o de outras crianças da mesma idade. Na maioria dos casos, a criança tem uma inteligência normal (Figura 8). Nas crianças mais velhas, a puberdade pode surgir tardiamente ou pode não surgir de todo, consoante a causa [24].

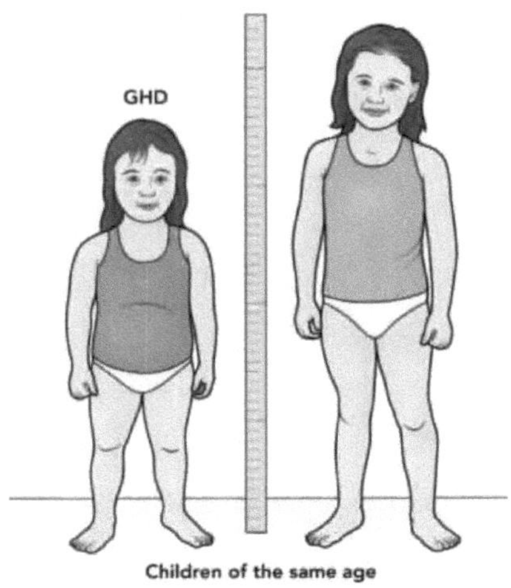

Figura 8: Crianças com DHGD

Exames e testes [25]

Um exame físico, incluindo o peso, a altura e as proporções do corpo, mostrará sinais de crescimento lento. A criança não seguirá as curvas de crescimento normais. Uma **radiografia da mão** pode determinar a idade óssea. Normalmente, o tamanho e a forma dos ossos mudam à medida que uma pessoa cresce. Estas alterações podem ser observadas numa radiografia e, na maioria das vezes, seguem um padrão à medida que a criança cresce. A maioria dos exames é efectuada depois de o pediatra ter analisado outras causas de crescimento deficiente. Os testes que podem ser feitos incluem:

- IGF-1 e proteína 3 de ligação ao fator de crescimento semelhante à insulina (IGFBP3). Estas são substâncias que os GHs fazem o corpo produzir. Os testes podem medir estes factores de crescimento. Um teste **de** GHD preciso envolve um **teste de estimulação**. Este teste demora várias horas.

- A **ressonância magnética** da cabeça pode mostrar o hipotálamo e as glândulas pituitárias.

- Podem ser efectuados testes para medir os níveis de outras hormonas, porque a falta de GH pode não ser o único problema.

IV .2 DHG nos adultos:

Atualmente, reconhece-se que algumas crianças com deficiência de GH não produzirão GH suficiente na idade adulta para satisfazer as necessidades metabólicas. As caraterísticas da deficiência de GH no adulto incluem obesidade central (intra-abdominal), colesterol elevado (particularmente a lipoproteína de baixa densidade [LDL]), baixa densidade mineral óssea e fadiga. A fadiga é frequentemente tratada como depressão. Apenas uma minoria (<10%) dos doentes tratados para a deficiência de GH na infância necessitará de GH na idade adulta. Os que correm um risco particularmente elevado são os doentes com DHG familiar, os que têm múltiplas deficiências hormonais hipofisárias, os que têm anomalias anatómicas da glândula pituitária ou outra DHG orgânica, e os que tiveram respostas de GH particularmente baixas (<3-5 ng/ml) aos testes de provocação. [26]

A DHG em adultos é caracterizada por uma série de caraterísticas clínicas, incluindo a diminuição da qualidade de vida, a redução da atividade física, o aumento da gordura corporal, a diminuição da massa corporal magra, a diminuição da densidade mineral óssea e um perfil metabólico adverso[27] . A sintomatologia pode ser discutida em termos de sintomas neuropsiquiátricos-cognitivos, cardíacos, metabólicos, musculares e ósseos, como[28] :

- Alterações da memória, da velocidade de processamento e da atenção
- Falta de bem-estar
- Depressão
- Ansiedade
- Isolamento social
- Fadiga
- Falta de força
- Síndrome da fibromialgia
- Disfunção neuromuscular
- Adiposidade central

- Diminuição da massa muscular
- Diminuição da densidade óssea
- Função cardíaca comprometida
- Diminuição da sensibilidade à insulina
- Aterogénese acelerada com aumento da espessura da íntima-média da carótida
- Aumento das lipoproteínas de baixa densidade
- Estado pró-trombótico
- Diminuição da transpiração e da termorregulação.

Considerações/precauções

- O diagnóstico de DHG é estabelecido de acordo com critérios específicos para a resposta máxima de GH a vários testes de estimulação diferentes, testes genéticos, deficiências múltiplas de hormonas hipofisárias com níveis baixos de IGF-I[22] .

- Os níveis de GH no sangue mudam durante o dia e são afectados pelo exercício, sono, stress emocional e dieta. A GH é liberada em pulsos. Um nível mais alto pode ser normal se o sangue foi colhido durante um pulso. Um nível mais baixo pode ser normal se o sangue foi colhido no final de uma pulsação. Por este motivo, os níveis aleatórios de GH não são geralmente muito úteis. Ocorre demasiada sobreposição entre os resultados anormais de GH e as variações diárias normais. É mais útil efetuar testes de estimulação da GH (se se suspeitar de deficiência) e testes de supressão da GH (se se suspeitar de excesso) e correlacionar os níveis de GH com os níveis de IGF-1, uma vez que os níveis de IGF-1 integram os excessos e as deficiências de GH e são estáveis ao longo do dia[29] .

- Para a **prova de estimulação da GH**, é colhida uma amostra de sangue após 10-12 horas de jejum. Em seguida, sob supervisão médica, a pessoa recebe uma solução intravenosa de insulina ou arginina (ou outro estímulo). Em seguida, são colhidas amostras de sangue em intervalos de tempo e os níveis de GH são testados em cada amostra para verificar se a glândula pituitária foi estimulada a produzir os níveis esperados de GH. Se os níveis de GH não forem adequadamente estimulados durante um teste de estimulação da GH (normalmente em pelo menos dois testes) e a pessoa tiver sintomas de deficiência de GH e um nível baixo de IGF-1, então é provável que exista uma deficiência de GH[30] .

- Para o **teste de supressão de GH**, é colhida uma amostra de sangue após 10-12 horas de jejum. Em seguida, é administrada uma solução padrão de glucose. As amostras de sangue são colhidas em intervalos de tempo e os níveis de GH são testados. Se os níveis de GH não forem adequadamente suprimidos durante uma prova de supressão de GH e a pessoa tiver sintomas de gigantismo ou acromegalia e um nível elevado de IGF-1, é provável que esteja a produzir GH em excesso. Se aparecer uma massa numa TAC ou numa ressonância magnética da hipófise, é provável que exista um tumor da hipófise (geralmente benigno)[31] .

- Se a pessoa pode ter hipotiroidismo, então o teste de GH para detetar a deficiência de GH não deve ser realizado até que a sua função tiroideia tenha sido avaliada e tratada, uma vez que as deficiências da tiroide podem causar sintomas semelhantes aos da deficiência de GH. Normalmente, as anomalias da GH podem ser tratadas uma vez identificadas as causas, mas para se obter um bom resultado, devem ser identificadas o mais rapidamente possível, porque algumas alterações não são reversíveis [32]

V. TRATAMENTO DO GHD

O tratamento envolve injecções de hormona do crescimento administradas em casa. As injecções são geralmente administradas uma vez por dia. As crianças mais velhas podem frequentemente aprender a administrar a injeção a si próprias. O tratamento com GH é de longo prazo, durando frequentemente vários anos. Durante este período, a criança precisa de ser vista regularmente pelo pediatra para garantir que o tratamento está a funcionar. Se necessário, o pediatra alterará a dosagem do medicamento. Os efeitos secundários graves do tratamento com GH são raros. Os efeitos secundários comuns incluem dores de cabeça, retenção de líquidos, dores musculares, dores nas articulações e deslizamento do osso da anca. [33]

Quanto mais cedo a doença for tratada, maiores são as hipóteses de a criança crescer até uma altura adulta quase normal. Muitas crianças ganham 4 ou mais polegadas (cerca de 10 cm) durante o primeiro ano, e 3 ou mais polegadas (cerca de 7,6 cm) durante os 2 anos seguintes. A taxa de crescimento diminui então lentamente. A terapia com GH não funciona em todas as crianças. Se não for tratada, a GHD pode levar à baixa estatura e ao atraso na puberdade [34]. A DHG pode ocorrer com deficiências de outras hormonas, tais como as que controlam a produção da hormona da tiroide, o equilíbrio da água no corpo, a produção de hormonas sexuais masculinas e femininas e as glândulas supra-renais e a sua produção de cortisol, DHEA e outras hormonas. [35]

PREOCUPAÇÕES DE CONFORMIDADE:

Após a introdução da hormona de crescimento humana recombinante (rhGH) em 1985, um grande número de crianças e adultos beneficiou dos seus efeitos promotores do crescimento e metabólicos. Hoje em dia, os regimes terapêuticos actuais baseiam-se em injecções subcutâneas diárias (s.c.) de GH que podem ser pesadas e inconvenientes para os doentes pediátricos. Tal como se espera de qualquer tratamento farmacológico parentérico a longo prazo, estes regimes diários podem promover a não adesão, a má observância, o abandono do tratamento e/ou resultados clínicos abaixo do ideal.[36]

Um problema comum com a terapia com GH tem sido a adesão. Idealmente, a GH deve ser tomada diariamente, mas uma vez que há pouca perda de crescimento por saltar uma única dose, os doentes podem ser tentados a saltar doses. Uma abordagem a este problema tem sido o interesse renovado em preparações de GH de ação prolongada[37] .

Esta preparação, que era administrada uma ou duas vezes por mês, estava a ser utilizada há cerca de uma década, mas por várias razões, a preparação já não está disponível. Além disso, outros problemas com esta preparação incluíam o inconveniente do tamanho das injecções (ocasionalmente exigindo a divisão da dose em mais do que uma injeção) e a necessidade de uma agulha maior para evitar a aglomeração da dose na seringa à medida que a injeção era administrada[38] .

Preparações similares em desenvolvimento tentaram resolver alguns desses problemas anteriores. É intuitivo que a preparação ideal de GH deve resultar na secreção fisiológica de GH, que seria múltiplas explosões de GH todos os dias, particularmente durante o sono, no entanto, deve ser salientado que a GH diária não consegue isso. A GH diária injectada por via subcutânea atinge o seu pico cerca de 5 horas após a injeção e persiste durante cerca de 24 horas. A preparação de hormona de crescimento de ação prolongada (LAGH) que estava anteriormente disponível resultou num grande pico inicial de GH, seguido de uma cauda que durou cerca de 2 semanas.[39]

Um exame cuidadoso da resposta de GH a esta preparação demonstrou que a resposta de crescimento estava mais correlacionada não com o valor de pico de GH ou com a área completa sob a curva (AUC), mas com a duração da exposição ao GH, ou seja, com a AUC da cauda. Portanto, uma vez que o primeiro objetivo do tratamento é uma boa resposta de GH, a preparação de LAGH que produz o melhor efeito no crescimento pode não ser necessariamente a que imita o padrão de secreção mais fisiológico. Embora não existam atualmente preparações de GH de ação prolongada aprovadas pela FDA, existem várias que se encontram em várias fases de desenvolvimento. A maioria das preparações de GH de ação prolongada em estudo foram concebidas para serem injectadas semanalmente. [40]

A indicação para a reposição de GH em adultos é um diagnóstico estabelecido de DHG profunda de acordo com as diretrizes de consenso. O principal objetivo da terapia de substituição de GH em crianças com DHG é normalizar o crescimento linear. [41]

Existem diferentes preparações comercializadas que são utilizadas no tratamento da DHG, que são descritas no Quadro 1.

Quadro 1: Preparações comercializadas utilizadas para a DGC

S.N.	**Empresa**	**Formulação de GH comercializada**
1.	Merck Serono	- Saizen - Serostim
2.	Pfizer	• Genotropina • Genotropina MiniQuick • Caneta Genotropin
3.	Novo Nordisk	- Norditropina
4.	F.Hoffmann-La Roche	• Nutropin • Nutropin AQ • Nutropin AQ NuSpin
5.	Eli Lilly	- Humatrope
6.	Sandoz	- Omnitropo

NECESSIDADE DE PREPARAÇÕES DE LAGH:

Para melhorar a aceitação dos regimes propostos por parte dos doentes e dos prestadores de cuidados, os esquemas de dosagem simplificados podem ajudar a reduzir a fraca adesão e a maximizar os resultados terapêuticos finais. As formulações de LAGH foram concebidas e aperfeiçoadas ao longo das últimas duas décadas e, atualmente, existem várias formulações em fases avançadas de investigação como uma tentativa razoável de melhorar a adesão dos doentes ao tratamento com GH. É provável que uma preparação de LAGH que permita uma frequência de injeção reduzida melhore a adesão ao tratamento e diminua a angústia e o incómodo associados às injecções diárias. [42]

VI. CENÁRIO ACTUAL DO MERCADO DAS HORMONAS DE CRESCIMENTO DE LONGA ACÇÃO:

O mercado mundial da hormona de crescimento humano está a registar um crescimento devido à presença de um grande número de pacientes e aos avanços tecnológicos. O aumento da adesão aos medicamentos à base de hormona de crescimento humano e o enorme mercado inexplorado nas economias emergentes, como a Índia e a China, estão a criar oportunidades para o crescimento do mercado mundial da hormona de crescimento humano. As instalações avançadas de investigação e desenvolvimento e o desenvolvimento de novos medicamentos por parte dos principais intervenientes estão a impulsionar a procura de hormonas de crescimento humano melhoradas e rentáveis, alimentando ainda mais o crescimento do mercado mundial das hormonas de crescimento. [43]

Um novo relatório de investigação, "Human Growth Hormone Market Forecast to 2015", afirma que o futuro do mercado global de HGH depende inteiramente do sucesso/fracasso dos biossimilares. O extenso estudo também discute a forma como a expiração das patentes está a afetar os padrões de receitas dos produtos de HGH de marca.

Analisa o cenário atual do mercado e apresenta previsões com base em factores impulsionadores, desafios e desenvolvimentos regulamentares[44] .

O mercado global da hormona de crescimento humano está a crescer a um ritmo acelerado e prevê-se que apresente uma taxa de crescimento anual (CAGR) de 4,22% entre 2015 e 2019[44] . A Novo Nordisk, a Eli Lilly e a Pfizer são as principais marcas líderes no mercado da GH, enquanto a Merck Serono e a Roche estão também a tentar cobrir uma percentagem mais elevada na indústria da GH. A atual quota de mercado de diferentes LAGH e os respectivos fabricantes são apresentados na Figura 9.

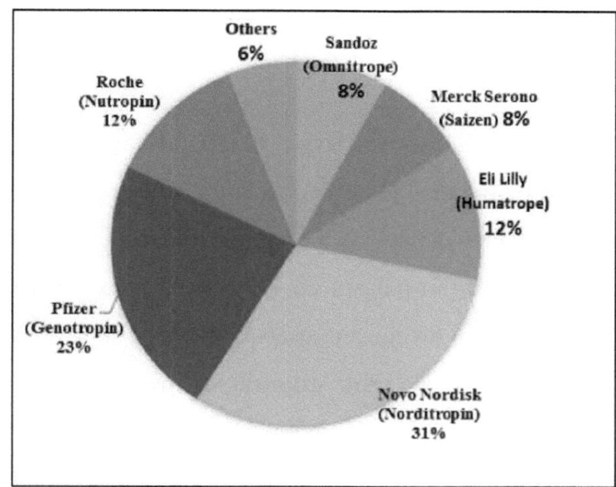

Figura 9: Atual quota de mercado de diferentes LAGH com os seus fabricantes

VII. NECESSIDADES MÉDICAS NÃO SATISFEITAS COM AS ACTUAIS TERAPIAS :

A GH tem uma semi-vida plasmática de 3,4 h após injeção s.c. e ~ 20 min após injeção i.v.[45] . A secreção pulsátil e muito irregular de GH observada em pessoas normais é impossível de replicar clinicamente, mesmo quando a GH é administrada várias vezes por dia. Em modelos animais, a administração pulsátil de GH resulta num melhor crescimento e numa maior produção de IGF-I do que a infusão contínua de GH[46, 47] . Apesar das melhorias contínuas na conceção dos dispositivos de injeção, a administração s.c. diária de GH continua a ser inconveniente, dolorosa e angustiante para muitos doentes[48] , o que leva ao incumprimento, à redução da eficácia e ao aumento dos custos dos cuidados de saúde.

A adesão é um problema em até 75% dos adolescentes, e a velocidade de crescimento é reduzida nas crianças com fraca adesão[48-50] . Para resolver este problema, foi desenvolvida uma variedade de LAGH com a esperança de alcançar uma eficácia e segurança comparáveis utilizando um menor número total de injecções[51, 52] (Quadro 2). Estão a ser utilizadas várias tecnologias para prolongar a exposição ao GH. Estas incluem: (i) formulações de depósito, (ii) peguilação, (iii) pró-fármacos, (iv) composto(s) de GH de ligação não covalente à albumina, e (v) proteínas de fusão de GH. Estas preparações encontram-se atualmente em várias fases de desenvolvimento, estando algumas já aprovadas na Europa e emAsia. [51, 52]

Quadro 2: Preparações de ação prolongada em fase de desenvolvimento

S. Não	Medicamentos	Empresa	Fase 2	Fase 3	Fase 4
1	NNC0195-0092	Novo Nordisk	infantil	adultos	-
2	VRS-317	Versartis	infantil	adultos	-
3	MOD-4023	OPKO Saúde	infantil	adultos	-
4	TV-1106	Teva Farmacêutica	adultos	adultos	-

		Industries Ltd			
5	GX-H9	Handokand Genexina	adultos	-	-
6	ACP-001	Ascendis Pharma	crianças e adultos	-	-
7	LB03002	Parceiros biológicos	-	-	na Europa
8	Jintrolong	GenSci	-	-	na China

VIII. CARACTERÍSTICAS DOS BENS LAGH:

1NNC0195-0092 (Somapacitan)

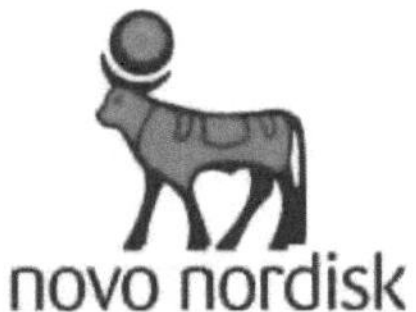

O NNC0195-0092, desenvolvido pela Novo Nordisk, consiste numa mutação de ponto único na espinha dorsal da GH à qual foi ligada uma cadeia lateral com ácido gordo terminal e propriedades de ligação não covalente à albumina. A construção prolonga a taxa de absorção após a injeção subcutânea e a ligação não covalente à albumina circulante reduz a depuração do medicamento. Os resultados de dois estudos de fase 1, duplamente cegos, controlados por placebo, mostraram que o NNC0195-0092 foi bem tolerado[53] .

Os níveis de IGF-I aumentaram de forma dependente da dose. Não foi possível medir os anticorpos e não se registou qualquer diferença clinicamente relevante na tolerabilidade local entre o NNC0195-0092 e o placebo. No total, 105 homens foram incluídos nos ensaios, que consistiram em cinco coortes que receberam uma dose única (n=40) e cinco coortes que receberam quatro doses (n=65) de NNC0195-0092 ou placebo. Num estudo de fase 2, a dosagem múltipla a curto prazo de NNC0195-0092 administrada por via subcutânea a adultos com DHG foi bem tolerada e sem quaisquer problemas graves de segurança[54] .

Em março de 2017, a Novo Nordisk iniciou um ensaio de Fase III para avaliar a segurança da dosagem uma vez por semana de somapacitan (NNC0195-0092) em doentes adultos com deficiência de hormona de crescimento (DHGC) no Japão, utilizando a hormona de crescimento recombinante (rGH) diária da empresa, Norditropin, como comparador. O ensaio teve início a 3 de março e a empresa planeia obter as medidas de resultados primários até 28 de setembro de 2018[55] .

2 VRS-317 (Somavaratan)

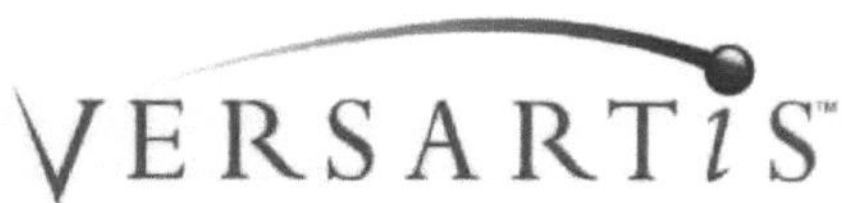

O VRS-317, concebido pela Versartis para injecções uma vez por mês, é uma proteína de fusão com uma massa molecular de 119 kDa produzida em Escherichia coli. A porção farmacologicamente ativa é o domínio GH (22 kDa), e os domínios farmacologicamente inactivos são longas cadeias de aminoácidos hidrofílicos naturais, denominados XTEN. O XTEN é adicionado aos terminais N e C do GH[56] . O XTEN permite prolongar a meia-vida da GH aumentando o tamanho hidrodinâmico da GH e atrasando a depuração mediada pelo recetor através de uma redução da ligação ao recetor. A redução da taxa de depuração prolonga significativamente o tempo de permanência do VRS-317 no soro, o que resulta num aumento do tempo de permanência do ligando no alvo e aumenta potencialmente a probabilidade de uma interação ligando-recetor bem sucedida [57] .

Num estudo ascendente único aleatório controlado por placebo em 50 adultos com GHD, foram administradas doses de VRS-317 de 0,05, 0,10, 0,20, 0,40 e 0,80 mg/kg. A semi-vida de eliminação terminal do VRS-317 na dose mais elevada foi de 131 h. Foi observado um aumento do IGF-I relacionado com a dose. Após uma dose única de 0,80 mg/kg, o IGF-I sérico foi mantido no intervalo normal durante 3 semanas sem exposição excessiva a níveis elevados de IGF-I. Não foram registados casos de lipoatrofia[58] .

O somavaratan está atualmente a ser avaliado para o tratamento da DHG pediátrica no ensaio principal de Fase 3 VELOCITY nos EUA, Canadá e Europa, cujos dados estão previstos para setembro de 2017, e no ensaio de Fase 2/3 J14VR5 no Japão. Os dados confirmatórios de segurança e eficácia de 36 meses de dosagem no ensaio de Fase 2 e o estudo de segurança de longo prazo VISTA estão programados para serem apresentados durante a reunião anual da Endocrine Society 2017. Na GHD em adultos, foram comunicados os resultados do ensaio de Fase 2 VITAL nos EUA, Europa e

Austrália e espera-se que um ensaio de Fase 3 tenha início até ao final de 2017[59] .

3MOD-4023

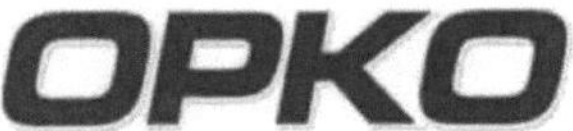

O MOD-4023 está a ser desenvolvido pela Opko Health Inc. em conjunto com a Pfizer. No MOD-4023, a GH é fundida com três cópias do péptido terminal carboxi da cadeia beta da gonadotropina coriónica humana. O MOD-4023 foi desenvolvido para administração uma vez por semana[60] . Num estudo de fase 2, 39 adultos (33 homens e 6 mulheres) com DHG foram aleatorizados para tratamento com MOD-4023 durante quatro semanas em doses equivalentes a 30%, 45% ou 100% da dose semanal cumulativa de GH do doente[61] .

O tratamento com MOD-4023 resultou numa resposta IGF-I dependente da dose e, com doses de 45-100% da dose cumulativa semanal, foram obtidos valores de IGF-I comparáveis às injecções diárias de GH. O MOD-4023 foi bem tolerado[55] . Num estudo aleatório e controlado de Fase 2, 56 crianças GHD pré-púberes e ingénuas foram aleatorizadas para MOD-4023 uma vez por semana (0,25-0,66 mg/kg por semana) ou GH diária (34 µg/kg por dia) durante 12 meses. Foi observada uma resposta IGF-I dependente da dose. Todas as coortes demonstraram velocidade de altura anualizada de 6 meses acima de 12 cm/ano, correlacionada com o perfil PK/PD nesses pacientes. Não foram observados eventos adversos inesperados[62] .

4 TV-1106 (Albutropina)

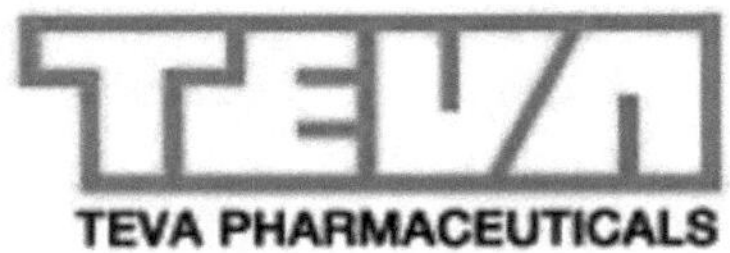

O TV-1106 é um GH de ação prolongada desenvolvido pela Teva Pharmaceutical Industries, Ltd. O TV-1106 é composto por albumina de soro humano (HSA), geneticamente fundida com o terminal N da GH. O TV-1106 é produzido utilizando uma levedura (Saccharomyces cerevisiae) geneticamente modificada para exprimir a proteína de fusão. A HSA é uma proteína transportadora sem atividade enzimática ou imunológica intrínseca, mas com uma semi-vida circulante longa. A fusão de HSA e GH prolonga a circulação da GH e a atividade farmacológica da GH é mantida, enquanto a duração da ação é mais longa[63] .

Em homens saudáveis, uma única administração subcutânea de TV-1106 aumentou os níveis plasmáticos de IGF-I durante um máximo de 7 dias. Sete injecções subcutâneas diárias e consecutivas de GH resultaram num aumento de IGF-I equivalente ao induzido por uma única administração de TV-1106. O TV-1106 foi bem tolerado. Estão em curso estudos de fase 2 e de fase 3[64] .

5 GX-H9

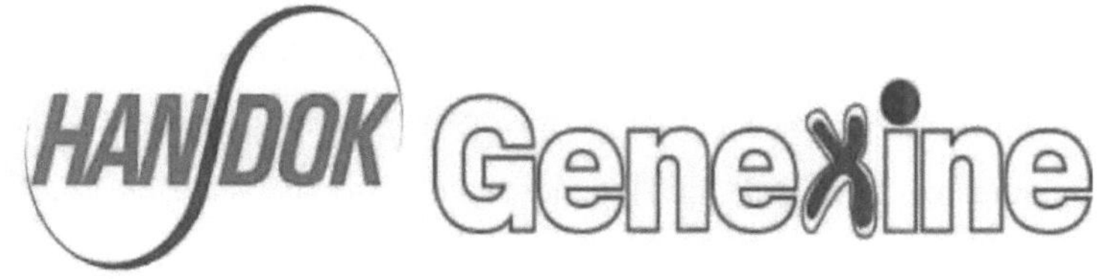

O GX-H9, desenvolvido em conjunto pela Handok e pela Genexine Inc, utiliza uma tecnologia de fusão de anticorpos. O GX-H9 é um rhGH fundido com Fc híbrido (hyFc). O hy Fc é derivado da hibridação de porções Fc de imunoglobulinas não citolíticas de IgD e IgG4 sem qualquer mutagénese dirigida ao local[65] . Enquanto a hyFc prolonga a meia-vida da molécula de fármaco fundida com Fc, principalmente com base no mecanismo de reciclagem de FcRn, a hyFc também minimiza a perda de bioatividade da molécula de fármaco, uma vez que a IgD tem a maior flexibilidade de articulação entre os Igs. O local de junção da fusão IgD/IgG4 está enterrado na região não exposta, o que evita a imunogenicidade adversa e a clivagem por enzimas[65] .

No ensaio multinacional, aberto, aleatório de fase 2 de DHG pediátrica, o GX-H9 demonstrou velocidades de altura anualizadas comparáveis às do comparador ativo, rhGH diário, aos 3 meses. A análise provisória foi realizada com dados obtidos de 24 pacientes, o que representa aproximadamente 50% do total de inscritos no ensaio, completando três meses do total de seis meses de tratamento. As principais conclusões da análise provisória incluem[66] :

- As velocidades médias anuais em altura aos 3 meses foram de 10,7 cm e 15,3 cm para as duas doses semanais de 0,8 mg/kg e 1,2 mg/kg, respetivamente;
- No grupo que recebeu 2,4 mg/kg duas vezes por mês, a velocidade média anualizada da altura foi de 12,4 cm;
- As velocidades de altura médias anualizadas de três doses com frequências semanais e bimensais foram comparáveis ao comparador ativo, injecções diárias de Genotropin® com a velocidade de altura média anualizada de 12,7 cm;
- foi observado um aumento proporcional à dose nos níveis de IGF-1 após a administração das três doses da hormona GX-H9 no ensaio PGHD;
- Tanto em ensaios pediátricos como em ensaios de GHD em adultos, o GX-H9 foi seguro e bem tolerado e os acontecimentos adversos foram comparáveis aos encontrados no tratamento diário com hGH, tendo sido observados perfis PK/PD dependentes da dose.

6 ACP-001/TransCon

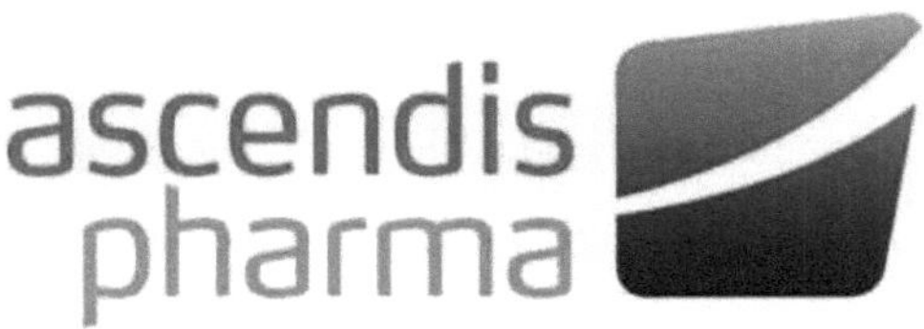

O ACP-001, desenvolvido pela Ascendis Pharma, é um pró-fármaco que liberta GH não modificado através de uma clivagem não enzimática que depende apenas do pH fisiológico e da temperatura. O ACP-001 é rapidamente absorvido na circulação, onde actua como um reservatório a partir do qual a GH é libertada durante um período de tempo definido. O ACP-001 foi concebido para injecções subcutâneas uma vez por semana. Num estudo de fase 1, o ACP-001 foi seguro e bem tolerado e demonstrou efeitos farmacodinâmicos (IGF-I) pelo menos comparáveis aos das injecções diárias de hGH[67] .

Num estudo de dose única, 37 adultos com DHG foram aleatorizados para um dos três níveis de dose de ACP-001 (equivalente a 0,02, 0,04 e 0,08 mg hGH/kg/semana) injectados semanalmente, ou para hGH diária (0,04 mg/kg/semana) durante 28 dias. Todos os níveis de dose do ACP-001 foram seguros e bem tolerados. Um total de nove doentes apresentaram reacções no local da injeção, na sua maioria eritema ligeiro. Não ocorreu lipoatrofia no local da injeção nem anticorpos emergentes do tratamento. Os níveis de IGF-I aumentaram de forma dependente da dose e demonstraram uma resposta semelhante para ACP-001 0,04 mg/kg/semana em comparação com a dose correspondente de GH diária (0,04 mg/kg/semana)[67] . Num estudo de fase 2 de seis meses do TransCon em 52 crianças pré-púberes com DHG idiopática, o aumento dos níveis de IGF-I foi comparável às injecções diárias de GH. O estudo revelou uma boa tolerabilidade e segurança[68] .

Várias caraterísticas do desenvolvimento de preparações de GH de ação prolongada, como a tecnologia utilizada no seu fabrico e o esquema de dosagem, são apresentadas num quadro (Quadro 3)

Quadro 3: Diferentes LAGH com o seu método de preparação e dosagem

S.n.	Droga	Dosagem	Tecnologia utilizada	Resultados
1	NNC0195-0092	Uma vez por semana, sc	Mutação de ponto único na espinha dorsal da GH	Fase 3 Em curso
2	VRS-317	Uma vez por mês, sc	Adição de aminoácido hidrofílico aos terminais N e C do GH	Segurança e eficácia comparáveis na Fase 2
3	MOD-4023	Uma vez por semana, sc	A GH é fundida com o péptido terminal carboxi da HCG	Valores comparáveis de IGF-1

4	TV-1106	Uma vez por semana, sc	HAS é geneticamente fundido com o terminal N da GH	Fase 2 e 3 Em curso
5	GX-H9	Uma vez por semana, sc	Tecnologia de fusão de anticorpos	Fase 2 Em curso
6	ACP-001	Uma vez por semana, sc	Formação de pró-fármacos	Valores comparáveis de IGF-1

IX. CONCLUSÃO:

O tratamento com GH tem sido uma terapia bem estabelecida em adultos e crianças com DHG há mais de três décadas. A eficácia e os efeitos secundários da GH foram bem descritos em numerosas publicações. O tratamento é normalmente administrado durante muitos anos nas crianças e pode ser vitalício nos adultos, o que torna o cumprimento e a adesão muito importantes. Vários estudos demonstraram que uma fraca adesão resulta numa redução da eficácia[69] .

O tratamento com GH ainda está associado a desconforto para muitos doentes, apesar de uma cuidadosa educação sobre a injeção e dos avanços nos dispositivos de administração. Por conseguinte, foram desenvolvidas várias preparações de GH de ação prolongada, utilizando diferentes técnicas e com diferentes perfis farmacodinâmicos e farmacocinéticos. Algumas das moléculas, como o VRS-317, apresentam caraterísticas muito promissoras, como a administração uma vez por mês com menos efeitos secundários[70] . Embora haja ainda muito a aprender, o desenvolvimento de preparações de LAGH tem potencial para se tornar um complemento útil às actuais opções de tratamento disponíveis.

X. AGRADECIMENTOS:

Gostaria de agradecer à Sra. Daniela Clim por me ter dado a oportunidade de publicar o meu trabalho no seu reputado livro.

Gostaria também de agradecer aos meus pais (Sr. P.K. Mishra e Sra. Seema Mishra) pelo seu apoio constante

XI. REFERÊNCIAS:

1 . Ranbir S, Reetu K. Stress e Hormonas. Indian J Endocrinol metab. 2011;15(1):18-22.

2 . Imagem de Basófilos e Acidófilos [Internet]. Endocrine Histology Atlas [Atualizado: 2015 Ago 08; Citado: 2017 Nov 20]. Disponível em: https://www.meduweb.com/threads/6041 -Basophils-and-Acidophils- Picture-Endocrine-Histology-Atlas

3 . Nelson JC, Kellar DJ, Lewis JE. Growth hormone secretion in pituitary disease (secreção da hormona do crescimento na doença da hipófise). Arch Intern Med. 1974;133(3):459-463.

4 . Kastrup KW, Christiansen JS, Andersen JK, Orskov H. Aumento da taxa de crescimento após a transferência para a administração sc diária de três injecções im semanais de hGH em crianças com deficiência de hormona de crescimento. Ata Endocrinol. (Copenhaga) 1983;104:148-152.

5 . Raben MS. Hormona de crescimento humana. Rec Prog Horm Res. 1959;15:71-105.

6 . Giustina A, Veldhuis JD. Pathophysiology of the neuroregulation of growth hormone secretion in experimental animals and the human. Endocr Rev. 1998;19:717-97.

7 . JOrgensen JO, MOller N, Wolthers T, MOller J, GrOfte T, Vahl N, et al. Fuel metabolism in growth hormone-deficient adults. Metabolism. 1995;10(4):103-7.

8 . Jorgensen JO, Moller L, Krag M, Billestrup N, Christiansen JS. Effects of growth hormone on glucose and fat metabolism in human subjects (Efeitos da hormona do crescimento no metabolismo da glicose e da gordura em seres humanos). Endocrinol Metab Clin N Am. 2007;36(1):75-87.

9 . Brooks AJ, Dai W, O'Mara ML, Abankwa D, Chhabra Y, Pelekanos RA, et al. Mecanismo de ativação da proteína cinase JAK2 pelo recetor da hormona do crescimento. Science. 2014;344:6185.

10 Martin JB, Millard WJ. Regulação cerebral da secreção da hormona do crescimento. J. Anim. Sci. 1986. 63(2):11-26.

11 Higham C, Trainer PJ. Excesso de hormona do crescimento e desenvolvimento de antagonistas dos receptores da hormona do crescimento. Exp Physiol. 2008;93(11):1157-69.

12 Romer T, Peter F, Saenger P, Starzyk J, Koehler B, Korman E, et al. Eficácia e segurança de uma nova solução de hormona de crescimento humana recombinante pronta a usar. J Endocrinol Invest. 2007;30(7):578-89.

13 Efeitos secundários e benefícios do HGH [Internet]. Instituto DaSilva [Citado: 2017 Nov 20]. Disponível em: https://dasilvainstitute.com/hgh-side-effects- and-benefits/

14 . Kaur T, Singh A, Beotra A, Jain S. Testes da hormona de crescimento humana no desporto. Br J Sports Med 2010;44(I):i8-i9

15 Somatropina 5 Mg (15 Unidades) Solução injetável [Internet]. Web MD [Citado: 2017Nov20]. Availablefrom : https : //www.webmd. com/drugs/2/drug-6259/somatropin- injection/details#side-effects

16 Genotropin 0.2 mg miniquick-Sumário das caraterísticas do produto [Internet]. Pfizer Ltd [Atualizado: 2014 Nov 10; Citado: 2017 Nov 29]. Disponível em: https://www.medicines.org.uk/emc/medicine/13859

17 Raben MS. Tratamento de um anão hipofisário com hormona de crescimento humana. J Clin Endocrinol Metab. 1958;18:901-3.

18 Frasier SD. The not-so-good old days: working with pituitary growth hormone in North America, 1956-1985. J Pediatr. 1997;131:S1-S4.

19 Hintz RL. O caso prismático da doença de Creutzfeldt-Jacob associada ao tratamento primário com a hormona do crescimento. J Clin Endocrinol Metab. 1995;80:2298-2301.

20 Stochholm K, Gravholt CH, Laursen T, Jorgensen JO, Laurberg P, Andersen M, et al. Incidência da deficiência de GH - um estudo a nível nacional. Eur J Endocrinol. 2006;155:61-71.

21 Wilson TA, Rose SR, Cohen P, Rogol AD, Backeljauw P, Brown R, et al. Atualização das diretrizes para a utilização da hormona de crescimento em crianças: O Comité de Drogas e Terapêutica da Sociedade de Endocrinologia Pediátrica Lawson Wilkins. J Pediatr. 2003;143:415-21.

22 Orientações de consenso para o diagnóstico e tratamento de adultos com deficiência de hormona do crescimento: declaração sumária da Growth Hormone Research Society Work- shop on adult growth hormone deficiency. J Clin Endocrinol Metab. 1998;83:379-81.

23 Deficiência de hormona do crescimento em adultos e crianças: as suas perguntas respondidas [Internet]. The pituitary society. Disponível em: https://pituitarysociety.org/sites/all/pdfs/Pituitary Society Growth Horm one Deficiency brochure.pdf

24 Deficiência de hormona de crescimento em crianças: Nanismo Pituitário. [Internet]. Manual Merck [Atualizado: 2017 Fev; Citado: 2017 Nov 21]. Disponível em: http://www.merckmanuals.com/professional/pediatrics/endocrine-perturbações em crianças/deficiência de hormonas de crescimento em crianças

25 Gentile JM, Toft DJ. Deficiência de hormona de crescimento: Diagnóstico [Internet]. Endocrine web [Atualizado: 2014 maio 27; Citado: 2017 Nov 21]. Disponível em: https://www.endocrineweb.com/conditions/growth-doenças/diagnóstico de deficiência de hormonas de crescimento

26 Kemp SF. Novos tratamentos para a deficiência de hormona do crescimento. US Endocrinology, 2013;9(1):71-5

27 Carroll PV, Christ ER, Bengtsson BA, Carlsson L, Christiansen JS, Clemmons D, et al. Deficiência de hormona do crescimento na idade adulta e os efeitos da substituição da hormona do crescimento: uma revisão. Comité Científico da Sociedade

de Investigação da Hormona do Crescimento. J Clin Endocrinol Metab. 1998;83:382-95.

28 Gupta V. Deficiência da hormona de crescimento no adulto. Indian J Endocrinol Metab. 2011;15(13):S197-S202.

29 Fischbach FB, Duning MB. III Eds. Estudos de química. Manual de testes laboratoriais e de diagnóstico. 8ª Ed. Philadelphia, Pa: Lippincott Williams and wilkins; 2009, Capítulo 6.

30 Pagana KD, Pagana TJ, eds. Estudos de sangue. Mosbys manual of diagnostic and laboratory tests. 4ª ed., St. Louis, Mo: Mosby Elsevier;2010. Capítulo 2.

31 Teste de supressão da hormona de crescimento [Internet], Medline plus [Atualizado: 2017 Nov 06; Citado: 2017 Nov 21]. Disponível em: https : //medlineplus .gov/ency/article/003376.htm

32 Kasper DL, Braunwald E, Fauci AS, Hauser SL, Longo DL, Jameson JL, et al. Distúrbios da pituitária anterior e do hipotálamo. Harrisons principles of internal medicines. 16ª ed., New York, NY. Nova Iorque, NY: McGraw- Hill;2005. 2087

33 Reiter EO, Attie KM, Moshang T Jr, et al: Um estudo multicêntrico sobre a eficácia e segurança da GH de libertação sustentada no tratamento de doentes pediátricos ingénuos com deficiência de GH. J Clin Endocrinol Metab 2001;86:4700-4706

34 Goldenberg N, Barkan A: Factores que regulam a secreção da hormona do crescimento em humanos. Endocrinol Metab Clin North Am 2007;36:37-55.

35 Deficiência de hormona de crescimento - crianças [Internet], Medline plus [Atualizado: 2016 Feb 15; Citado: 2017 Dec 03]. Disponível em: https://medlineplus.gov/ency/article/001176.htm

36 Laursen T, Gravholt CH, Heickendorff L, et al: Long-term effects of continuous subcutaneous infusion versus daily subcutaneous injections of growth hormone (GH) on the insulin-like growth fator system, insulin sensitivity, body composition, and bone

and lipoprotein metabolism in GH-deficient adults. J Clin Endocrinol Metab 2001;86:1222-1228.

37 Osterberg L, Blaschke T: Adesão à medicação. N Engl J Med 2005;353:487-497.

38 Lippe B, Frasier SD, Kaplan SA: Utilização de gel de hormona de crescimento. Arch Dis Child 1979;54:609-613.

39 Saenger PH, Mejia-Corletto J. Hormona de crescimento de ação prolongada: Uma atualização. Endocr Dev. 2016;30:79-97.

40 Johnson OL, Jaworowicz W, Cleland JL, et al: A estabilização e o encapsulamento da hormona de crescimento humana numa estrutura biodegradável microesferas. Pharm Res 1997;14:730-735.

41 Molitch ME, Clemmons DR, Malozowski S, Merriam GR, Vance ML. Avaliação e tratamento da deficiência de hormona de crescimento em adultos: uma diretriz de prática clínica da Endocrine Society. J Clin Endocrinol Metab. 2011;96(6):1587-1609.

42 Christiansen JS, Backeljauw PF, Bidlingmaier M, Biller BMK, Boguszewski MCS, Casanueva FF, et al. Perspetiva da Sociedade de Investigação da Hormona do Crescimento sobre o desenvolvimento de preparações de hormona do crescimento de ação prolongada. Eur J of Endo. 2016:174;C1-C8.

43 Tamanho do mercado da hormona de crescimento humano, quota, desenvolvimento, crescimento e previsão da procura para 2023. [Internet] P & S pesquisa de mercado. [Citado: 2017 Dez 07] Disponível em: https : //www.psmarketresearch.com/market- analysis/human-growth-hormone-market

44 Mercado global de hormônio de crescimento humano 2015-2019 [Internet] Technavio descobre relatório de oportunidades de mercado. [Atualizado: 2014 Nov 20; Citado: 2017 Dez 06] Disponível em: http : //www.technavio .com/report/global-human- growth-hormone-market-2015-2019

45 Hermanussen M, Geiger K, Benoit, Sippell WG. Crescimento de recuperação

após a transferência da administração três vezes por semana im para a administração diária sc de hGH em doentes com deficiência de GH, monitorizada por knemometria. Ata Endocrinol. (Copenhaga). 1985;109(2):163-8.

46 Thorngren KG, Hansson LI. Efeito da frequência de administração da hormona de crescimento no crescimento ósseo longitudinal no rato hipofisectomizado. Ata Endocrinol. (Copenhaga) 1977; 84:497-502.

47 Clark RG, Jansson JO, Isaksson O, Robinson IAF. Hormona de crescimento intravenosa (GH): respostas de crescimento a infusões padronizadas em ratos hipofisectomizados. J Endocrinol. 1985;104:53-61.

48 Rosenfeld RG, Bakker B. Compliance and persistence in pediatric and adult patients receiving growth hormone therapy. Endocr Pract. 2008;14:143-54.

49 Kapoor RR, Burke SA, Sparrow SE, Hughes IA, Dunger DB, Ong KK, et al. Monitorização da concordância na terapia com a hormona do crescimento. Arch Dis Child. 2008;93(2):9147-8.

50 Cutfield WS, Derraik JG, Gunn AJ, Reid K, Delany T, Robinson E, et al. O incumprimento do tratamento com hormona do crescimento em crianças é comum e prejudica o crescimento linear. PLoS One 2011;6(1):0016223.

51 Giavoli C, Cappiello V, Porretti S, Ronchi CL, Orsi E, Beck P-Peccoz, et al. Terapia com hormona do crescimento em adultos com deficiência de GH: tratamento contínuo ou em dias alternados. Horm Metab Res. 2003;35(9):557-61.

52 Cawley P, Wilkinson I, Ross RJ. Desenvolvimento de formulações de hormona de crescimento de ação prolongada. Clin. Endocrinol. 2013;79:305-9.

53 Rasmussen MH, Brandholt Olsen MW, Aifrangis L, Klim S, Suntum M. A reversible albumin-binding growth hormone derivative is well tolerated and possesses a potential once-weekly treatment profile. J Clin Endocrinol Metab. 2014;99(10):E1819-E1829.

54 Rasmussen MH, Janokonyte J, Klose M, Marina D, Tanvig M, Nielsen LF, et al.

Um derivado reversível de GH de ligação à albumina possui um perfil de tratamento promissor uma vez por semana e é bem tolerado em indivíduos adultos com deficiência de hormona de crescimento. Growth Horm IGF Res. 2014;24:S18.

55 . A hormona de crescimento de ação prolongada da Novo Nordisk, somapacitan, provavelmente conquistará o mercado de GHD para adultos no Japão [Internet]. Global data healthcare [Atualizado: 2017 Mar 27; Citado: 2017 Dez 09] Disponível em: http://www.pharmaceutical-technology.com/comment/commentnovo- nordisks-long-acting-growth-hormone-somapacitan-likely-to-conquer- the-adult- ghd-market-in-japan-5773191/

56 Schellenberger V, Wang CW, Geething NC, Spink BJ, Campbell A, To W, et al. Um polipéptido recombinante prolonga a semi-vida in vivo de péptidos e proteínas de uma forma sintonizável. Nat Biotechnol. 2009;27:1186-90.

57 Cleland JL, Geething NC, Moore JA, Rogers BC, Spink BJ, Wang CW, et al. Uma nova proteína de fusão da hormona de crescimento humana de ação prolongada (VRS-317): potência e semi-vida in vivo melhoradas. J Pharm Sci.

2012;101:2744-54.

58 Yuen KC, Conway GS, Popovic V, Merriam GR, Bailey T, Hamrahian AH, et al. Hormona de crescimento humana de ação prolongada com depuração retardada (VRS-317): resultados de um estudo duplamente cego, controlado por placebo, de dose única ascendente em adultos com deficiência de hormona de crescimento. J Clin Endocrinol Metab. 2013;98(6):2595-2603.

59 O Somavaratan de ação prolongada da Versartis para a deficiência da hormona do crescimento será apresentado em várias apresentações orais e de posters no ENDO 2017 [Internet]. Versartis [Atualizado: 2017 Jan 30; Citado: 2017 Dez 09] Availablefrom :

http://ir.versartis.com/releasedetail.cfm?releaseid=1009665

60 Fares F, Guy R, Bar-Ilan A, Felikman Y, Fima E. Designing a long-action human growth hormone (hGH) by fusing the carboxyl-terminal peptide of human chorionic

gonadotropin beta subunit to the coding sequence of Hgh. Endocrinology. 2014;151(9):4410-17.

61 Popovic V, Goth MI, Vanuga P, Payer J, Pfeifer M, Bidlingmaier M, et al. Uma vez por semana, a hGH modificada por CTP (MOD-4023) é eficaz em adultos com deficiência de hormona do crescimento: um estudo de fase II, de dose e frequência. 94ª Reunião Anual e Expo.2012 da Sociedade Endócrina; 2326 de junho. (Houston, TX, OR29-5).

62 Zadik Z, Rosenfeld R, Radziuk K, Zelinska N, Malievsky O, Iotova V, et al. Resultados de primeira linha da GH humana modificada pelo CTP (MOD-4023) uma vez por semana: Estudo de Fase 2 de Determinação da Dose em Crianças com Deficiência de GH. ESPE. 2012.

63 Osborn BL, Sekut L, Corcoran M, Poortman C, Sturm B, Chen G, et al. Albutropina: uma fusão de hormona de crescimento-albumina com melhor farmacocinética e farmacodinâmica em ratos e macacos. Eur J Pharmacol. 2002;456:149-158.

64 CohenBarack O, Sakov A, Rasamoelisisolo M, Bassan M, Brown K, Spiegelstein O. Segurança, tolerabilidade, farmacodinâmica da TV-1106, um novo tratamento de ação prolongada para a deficiência de hormona de crescimento. Growth Horm IGF Res. 2014;24:S19.

65 Kim ES, Jang DS, Yang SY, Lee MN, Jin KS, Cha HJ, et al. Libertação controlada da hormona de crescimento humana fundida com um fragmento Fc híbrido humano através de uma membrana de polímero nanoporoso. Nanoscale. 2013;5(10):4262-69.

66 Genexine lança dados clínicos provisórios positivos de fase 2 do ensaio PGHD com hormona de crescimento de ação prolongada, GX-H9 na ENDO 2017 [Internet]. Business wire [Atualizado: 2017 Abr 03; Citado: 2017 Dez 09] Disponível em: https: //finance.yahoo.com/news/genexine-releases-positive-interim-phase-233000111.html

67 Hoybye C, Pfeiffer AFH, Ferone D, Gilfoyle D, Beckert M, Christiansen JS. Um

estudo de fase 2, de dose múltipla, aberto, de grupos paralelos, ativo controlado, de segurança, tolerabilidade, farmacocinética e farmacodinâmica do ACP-001 em doentes adultos com deficiência de hormona de crescimento (AGHD). 94ª Reunião Anual e Exposição da Sociedade de Endocrinologia. 201223-26 de junho. (Houston, TX, OR29-4).

68 Chatelain P, Malievsky O, Raziuk K, Elsedfy H, Mikhailova E, Beckert M. TransCon hGH study group, A phase 2, six-months dose-response study to investigate TransCon hGH, a long-acting hGH, in treatment naïve children with idiopathic growth hormone deficiency. Growth Horm IGF Res. 2014;24:S19.

69 H0ybye C, Cohen P, Hoffman AR, Ross R, Biller BMK, Christiansen JS. Estado das preparações de hormonas de crescimento de ação prolongada-2015. Growth Horm IGF Res. 2015;25(5):201-6.

70 Comparação da hormona de crescimento de ação prolongada VRS-317 com a hormona de crescimento diária em doentes pediátricos com DHG (VELOCITY). [Citado: 2016 Dec 30] Disponível em: http://www.druglib.com/trial/90/NCT02339090.html

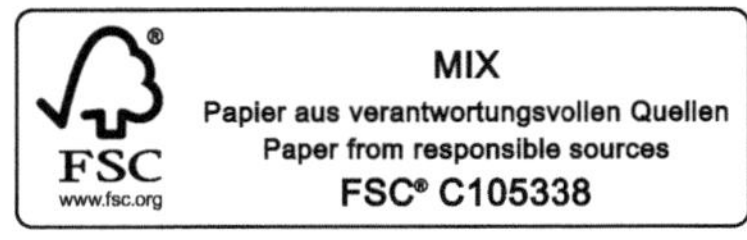

Printed by Books on Demand GmbH, Norderstedt / Germany